48 Soluciones Con Jugos Para el Dolor de Garganta:

Fortalezca su Sistema Inmune Con Estas Recetas de Jugos Que Le Cambiarán la Vida y Curarán su Dolor de Garganta

Por

Joe Correa CSN

DERECHOS DE AUTOR

Esta publicación está diseñada para proveer información precisa y autoritaria respecto al tema en cuestión. Es vendido con el entendimiento de que ni el autor ni el editor están envueltos en brindar consejo médico. Si éste fuese necesario, consultar con un doctor. Este libro es considerado una guía y no debería ser utilizado en ninguna forma perjudicial para su salud. Consulte con un médico antes de iniciar este plan nutricional para asegurarse que sea correcto para usted.

RECONOCIMIENTOS

Este libro está dedicado a mis amigos y familiares que han tenido una leve o grave enfermedad, para que puedan encontrar una solución y hacer los cambios necesarios en su vida.

48 Soluciones Con Jugos Para el Dolor de Garganta:

Fortalezca su Sistema Inmune Con Estas Recetas de Jugos Que Le Cambiarán la Vida y Curarán su Dolor de Garganta

Por

Joe Correa CSN

CONTENIDOS

ACERCA DEL AUTOR

Luego de años de investigación, honestamente creo en los efectos positivos que una nutrición apropiada puede tener en el cuerpo y la mente. Mi conocimiento y experiencia me han ayudado a vivir más saludablemente a lo largo de los años y los cuales he compartido con familia y amigos. Cuanto más sepa acerca de comer y beber saludable, más pronto querrá cambiar su vida y sus hábitos alimenticios.

La nutrición es una parte clave en el proceso de estar saludable y vivir más, así que empiece ahora. El primer paso es el más importante y el más significativo.

INTRODUCCIÓN

48 Soluciones Con Jugos Para el Dolor de Garganta: Fortalezca su Sistema Inmune Con Estas Recetas de Jugos Que Le Cambiarán la Vida y Curarán su Dolor de Garganta

Por Joe Correa CSN

Cada año, alrededor de 13 millones de personas solo en los Estados Unidos sufren de una sensación dolorosa y seca en la garganta. Esta condición incómoda, a veces seguida de un dolor algo serio, es causada principalmente por infecciones o algunos factores ambientales como el aire seco o las alergias. Afortunadamente, la condición en sí no es grave y es probable que desaparezca por sí solo en un par de días. Sin embargo, si nota que el dolor no se detiene o empeora, visite a su médico local de inmediato.

Hay varios tipos de dolor de garganta dependiendo de la parte de la garganta que se ve afectada.

- La faringitis es una infección de la cavidad oral (el área detrás de la boca)
- La amigdalitis afecta el tejido blando en la parte posterior de la cavidad oral conocido como amígdalas
- La laringitis es el enrojecimiento y / o hinchazón de la laringe (o la caja de la voz)

Las causas de esta condición desagradable se pueden dividir en varias categorías:

- Las infecciones virales causan aproximadamente el 90% de todas las afecciones de garganta. Estas infecciones están relacionadas con resfriados comunes, gripe, mononucleosis y otras enfermedades causadas por virus
- Las infecciones bacterianas no son tan comunes como las infecciones virales y están relacionadas principalmente con la faringitis estreptocócica, una infección causada por la bacteria Estreptococo.
- Las alergias y el aire seco también son una causa común de un dolor de garganta. La reacción de un cuerpo a algunos factores desencadenantes de la alergia provoca náuseas, congestión nasal, estornudos y dolor de garganta. El aire seco, por otro lado, absorbe la humedad natural de la boca y la garganta, causando la sensación de rasguño reconocible.

Se ha comprobado que el humo y los diferentes productos químicos irritan la garganta y, a veces, causan infecciones y problemas a largo plazo.

Como alguien que ha estado lidiando con dolor de garganta durante años, aprendí que la mejor manera de prevenir esta irritante afección es impulsar el sistema inmunitario y dejar que el cuerpo se defienda.

Es por ello que he querido compartir con usted mis recetas de jugos favoritas que han demostrado ayudar a combatir esta condición y prevenir que ocurra en el futuro.

Asegúrese de probarlas a todas y ver cuál le parece mejor.

COMPROMISO

Para mejorar mi condición, yo (su nombre), me comprometo a comer más de estos alimentos a diario y a hacer ejercicio por lo menos 30 minutos diarios:

- Bayas (especialmente arándanos), melocotones, cerezas, manzanas, albaricoques, naranjas, zumo de limón, pomelo, mandarinas, mandarinas, peras, etc.

- Brócoli, espinaca, verdes de ensalada, batatas, palta, alcachofa, maíz bebé, zanahorias, apio, coliflor, cebollas, etc.

- Granos integrales, avena cortada con acero, avena, quinua, cebada, etc.

- Frijoles negros, judías rojas, garbanzos, lentejas, etc.

- Nueces y semillas que incluyen: nueces, castañas de Cajú, semillas de lino, semillas de sésamo, etc.

- Pescado

- 8 - 10 vasos de agua

Firme Aquí

X_____

48 SOLUCIONES EN JUGOS PARA EL DOLOR DE GARGANTA

1.   Jugo de Mango y Limón

Ingredientes:

1 taza mango, en cubos

1 limón grande, sin piel

1 taza cerezas dulces, sin carozo

1 taza sandía, en cubos

1 cucharada miel líquida

2 onzas agua

Preparación:

Pelar y trozar el mango. Dejar a un lado.

Pelar el limón y cortarlo por la mitad. Dejar a un lado.

Lavar las cerezas bajo agua fría. Colar y cortar por la mitad. Remover los carozos y dejar a un lado.

Cortar la sandía por la mitad. Para una taza, necesitará un gajo grande. Pelarlo y trozarlo. Remover las semillas y reservar el resto en la nevera.

Procesar el mango, limón, cerezas y sandía en una juguera.

Transferir a vasos y añadir algunos cubos de hielo antes de servir.

Información nutricional por porción: Kcal: 288, Proteínas: 4.6g, Carbohidratos: 68.3g, Grasas: 1.3g

2.   Jugo de Zanahoria y Melón

Ingredientes:

1 zanahoria grande, en rodajas

1 gajo grande de melón dulce, sin piel y en cubos

1 taza pepino, en rodajas

1 nudo de jengibre pequeño, 1 pulgada

1/8 cucharadita polvo de cúrcuma

2 onzas agua

Preparación:

Lavar y pelar la zanahoria. Cortar en rodajas finas y dejar a un lado.

Cortar el melón por la mitad. Remover las semillas y lavar. Cortar un gajo grande, pelarlo y cortarlo en cubos. Dejar a un lado.

Lavar el pepino y cortarlo en rodajas finas. Rellenar un vaso medidor y reservar el resto. Dejar a un lado.

Pelar el nudo de jengibre y trozarlo. Dejar a un lado.

Combinar la zanahoria, melón y pepino en una juguera, y pulsar. Transferir a un vaso y añadir la cúrcuma y agua.

Refrigerar 5 minutos antes de servir.

Información nutricional por porción: Kcal: 92, Proteínas: 2.6g, Carbohidratos: 25.7g, Grasas: 0.5g

3.   Jugo de Agave y Arándanos

Ingredientes:

2 tazas arándanos frescos

1 taza uvas negras

1 taza menta fresca, trozada

1 banana grande, sin piel

1 cucharadita néctar de agave

Preparación:

Lavar los arándanos usando un colador y colar. Dejar a un lado.

Lavar las uvas y remover las ramas. Rellenar un vaso medidor y reservar el resto en la nevera. Dejar a un lado.

Lavar la menta bajo agua fría. Colar y trozar. Dejar a un lado.

Combinar los arándanos, uvas, menta y banana en una juguera, y pulsar. Transferir a un vaso y añadir el néctar de agave.

Refrigerar 5 minutos antes de servir.

Información nutricional por porción: Kcal: 326, Proteínas: 6.2g, Carbohidratos: 93.4g, Grasas: 2.1g

4.   Jugo de Frutilla y Jengibre

Ingredientes:

1 taza frutillas frescas, en trozos

1 nudo de jengibre pequeño, 1 pulgada

1 taza col rizada fresca, en trozos

1 limón entero, sin piel

Preparación:

Lavar las frutillas bajo agua fría. Colar y dejar a un lado.

Pelar el nudo de jengibre y picarlo. Dejar a un lado.

Poner la col rizada en un colador y lavar bajo agua fría. Colar y trozar. Dejar a un lado.

Pelar el limón y cortarlo por la mitad. Dejar a un lado.

Combinar las frutillas, jengibre, col rizada y limón en una juguera, y pulsar.

Transferir a un vaso y añadir algunos cubos de hielo antes de servir.

Información nutricional por porción: Kcal: 120, Proteínas: 5.9g, Carbohidratos: 38.6g, Grasas: 1.8g

5.   Jugo de Remolacha y Manzana

Ingredientes:

1 taza verdes de remolacha

1 manzana Granny Smith mediana, en trozos

1 taza cantalupo, en cubos

1 cucharada menta fresca, en trozos

1 taza coliflor, en trozos

Preparación:

Lavar los verdes de remolacha y romper con las manos. Dejar a un lado.

Lavar la manzana y cortarla por la mitad. Remover el centro y trozar. Dejar a un lado.

Cortar el cantalupo por la mitad. Remover las semillas y pulpa. Cortar dos gajos y pelarlos. Trozar y dejar a un lado. Reservar el resto en la nevera.

Recortar las hojas externas de la coliflor. Lavar y trozar. Reservar el resto en la nevera.

Remojar las hojas de menta en agua caliente por 2

minutos.

Procesar los verdes de remolacha, manzana, cantalupo, coliflor y menta en una juguera.

Transferir a vasos y añadir el agua mentolada.

Refrigerar 15 minutos antes de servir.

Información nutricional por porción: Kcal: 123, Proteínas: 8.1g, Carbohidratos: 37.7g, Grasas: 1.1g

6. Jugo de Pomelo y Naranja

Ingredientes:

1 pomelo entero, sin piel

1 naranja grande, sin piel

1 taza ananá, en trozos

1 taza coliflor, en trozos

¼ taza agua de coco pura, sin endulzar

Preparación:

Pelar el pomelo y naranja y dividirlos en gajos. Dejar a un lado.

Cortar la parte superior del ananá y pelarlo. Trozar y reservar el resto en la nevera.

Recortar las hojas externas de la coliflor. Lavar y trozar. Reservar el resto en la nevera.

Combinar el pomelo, naranja, ananá y coliflor en una juguera, y pulsar. Transferir a un vaso y añadir el agua de coco pura.

Añadir algunos cubos de hielo y servir inmediatamente.

Información nutricional por porción: Kcal: 247, Proteínas: 6.5g, Carbohidratos: 74g, Grasas: 1g

7. Jugo de Calabaza y Nuez Moscada

Ingredientes:

1 taza zapallo calabaza, en trozos

1 taza palta, en trozos

½ cucharadita canela molida

¼ cucharadita nuez moscada molida

¼ taza agua

Preparación:

Pelar la calabaza y cortarla por la mitad. Remover las semillas, cortar dos gajos y trozarlos. Rellenar un vaso medidor y reservar el resto en la nevera.

Pelar y cortar la palta por la mitad. Remover el carozo y trozar. Dejar a un lado.

Combinar la calabaza y palta en una juguera, y pulsar.

Transferir a un vaso y añadir el agua y canela.

Servir inmediatamente.

Información nutricional por porción: Kcal: 256, Proteínas: 5.3g, Carbohidratos: 27.8g, Grasas: 22.3g

8.   Jugo de Moras y Menta

Ingredientes:

1 taza moras

1 taza menta fresca, trozada

1 taza cantalupo, en trozos

1 naranja grande, sin piel

¼ cucharadita canela molida

Preparación:

Poner las moras en un colador y lavarlas bien. Colar y dejar a un lado.

Lavar la menta bajo agua fría y colar. Trozar y dejar a un lado.

Cortar el cantalupo por la mitad. Remover las semillas y cortar un gajo grande. Pelarlo y trozarlo. Rellenar un vaso medidor y reservar el resto en la nevera.

Pelar la naranja y dividirla en gajos. Cortar cada gajo por la mitad y dejar a un lado.

Combinar las moras, menta, cantalupo y naranja en una

juguera, y pulsar. Transferir a un vaso y añadir la canela. Puede agregar agua si lo desea.

Servir inmediatamente.

Información nutricional por porción: Kcal: 157, Proteínas: 5.9g, Carbohidratos: 51.9g, Grasas: 1.5g

9. Jugo de Canela y Ananá

Ingredientes:

1 taza ananá, en trozos

1 lima entera, sin piel y por la mitad

1 manzana Granny Smith pequeña, sin piel y sin centro

1 cucharadita hojas de menta fresca, en trozos pequeños

¼ cucharadita canela molida

Preparación:

Cortar la parte superior del ananá y pelarlo. Trozar y rellenar un vaso medidor. Reservar el resto en la nevera.

Pelar la lima y cortarla por la mitad. Dejar a un lado.

Lavar la manzana y remover el centro. Trozar y dejar a un lado.

Procesar el ananá, lima y manzana en una juguera. Transferir a un vaso y añadir la canela.

Decorar con hojas de menta y refrigerar antes de servir.

Información nutricional por porción: Kcal: 153, Proteínas: 1.7g, Carbohidratos: 46.7g, Grasas: 0.6g

10.   Jugo de Mango y Jengibre

Ingredientes:

1 taza mango, en trozos

1 rodaja de jengibre pequeña

1 taza semillas de granada

1 manzana Gala mediana, sin centro

1 onza agua de coco

Preparación:

Pelar el mango y trozarlo. Rellenar un vaso medidor y reservar el resto en la nevera.

Pelar la rodaja de jengibre y trozarla. Dejar a un lado.

Cortar la parte superior de la granada y deslizar hacia la membrana blanca. Remover las semillas a un vaso medidor y dejar a un lado.

Lavar la manzana y cortarla por la mitad. Remover el centro y trozar. Dejar a un lado.

Combinar el mango, jengibre, semillas de granada y manzana en una juguera, y pulsar. Transferir a un vaso y añadir la canela y agua.

Refrigerar 5 minutos antes de servir.

Información nutricional por porción: Kcal: 227, Proteínas: 3.6g, Carbohidratos: 64.1g, Grasas: 1.9g

11.   Jugo de Naranja y Miel

Ingredientes:

3 naranjas rojas grandes, sin piel

1 cucharada miel cruda

1 banana grande, sin piel

1 cucharada hojas de menta fresca, en trozos pequeños

Preparación:

Pelar las naranjas y dividirlas en gajos. Dejar a un lado.

Pelar y trozar la banana. Dejar a un lado.

Procesar la banana y naranjas en una juguera. Transferir a un vaso y añadir la miel.

Decorar con menta y refrigerar 10 minutos antes de servir.

Información nutricional por porción: Kcal: 123, Proteínas: 4.1g, Carbohidratos: 73.9g, Grasas: 1.1g

12.   Jugo de Menta y Pepino

Ingredientes:

1 gajo de melón dulce grande, en trozos

1 taza menta fresca, en trozos

1 pepino mediano, en trozos

1 manzana Dorada Deliciosa pequeña, sin centro

1 onza agua de coco

Preparación:

Poner la menta en un colador y lavar bien. Colar y trozar. Dejar a un lado

Lavar el pepino y cortarlo en rodajas finas. Dejar a un lado.

Cortar el melón por la mitad. Cortar un gajo grande y pelarlo. Trozar y dejar a un lado. Reservar el resto en la nevera.

Lavar la manzana y cortarla por la mitad. Remover el centro y trozar. Dejar a un lado.

Combinar la menta, pepino, melón y manzana en una

juguera, y pulsar.

Transferir a un vaso y añadir el agua. Puede agregar 1 cucharada de jugo de limón para más sabor. Refrigerar 10 minutos antes de servir.

Información nutricional por porción: Kcal: 139, Proteínas: 4.1g, Carbohidratos: 40.5g, Grasas: 0.9g

13. Jugo Agrio de Cereza

Ingredientes:

2 tazas cerezas agrias, sin carozo

1 rodaja mediana de sandía

1 taza apio, en trozos

1 nudo de jengibre pequeño, sin piel

1 onza agua

Preparación:

Cortar la sandía por la mitad. Cortar un gajo mediano y cortarlo en cubos. Remover las semillas y dejar a un lado.

Lavar el apio y trozarlo. Rellenar un vaso medidor y reservar el resto. Dejar a un lado.

Lavar las cerezas bajo agua fría. Colar y cortarlas por la mitad. Remover los carozos y dejar a un lado.

Pelar el nudo de jengibre y trozarlo. Dejar a un lado.

Combinar las cerezas, sandía, apio y jengibre en una juguera, y pulsar. Transferir a un vaso y añadir el agua.

Servir inmediatamente.

Información nutricional por porción: Kcal: 143, Proteínas: 3.4g, Carbohidratos: 40.2g, Grasas: 0.7g

14.   Jugo Dulce de Cereza

Ingredientes:

1 taza arándanos agrios frescos

1 taza arándanos frescos

3 manzanas Granny Smith pequeñas, sin centro

1 taza col rizada fresca, en trozos

1 cucharada miel líquida

Preparación:

Combinar los arándanos agrios y arándanos en un colador, y lavar bajo agua fría. Colar y dejar a un lado.

Lavar las manzanas y remover el centro. Trozar y dejar a un lado.

Lavar la col rizada y romper con las manos. Dejar a un lado.

Procesar los arándanos agrios, arándanos, manzanas y col rizada en una juguera.

Transferir a un vaso y añadir la miel. Agregar hielo o refrigerar antes de servir.

Información nutricional por porción: Kcal: 368, Proteínas: 5.6g, Carbohidratos: 106g, Grasas: 2.2g

15.   Jugo de Repollo y Jengibre

Ingredientes:

1 taza repollo morado, en trozos

1 nudo de jengibre pequeño, sin piel y en trozos

1 taza coliflor, en trozos

1 taza zanahorias, en rodajas

1 taza verdes de ensalada, en trozos

Preparación:

Combinar el repollo y verdes de ensalada en un colador. Lavar bajo agua fría y colar. Trozar y dejar a un lado.

Pelar y picar el nudo de jengibre. Dejar a un lado.

Lavar la coliflor y recortar las hojas externas. Trozar y rellenar un vaso medidor. Reservar el resto.

Lavar y pelar las zanahorias. Cortar en rodajas finas y rellenar un vaso medidor. Dejar a un lado.

Combinar el repollo, jengibre, coliflor, zanahorias y verdes de ensalada en una juguera, y pulsar. Transferir a un vaso y refrigerar 10 minutos antes de servir.

Información nutricional por porción: Kcal: 138, Proteínas: 5.3g, Carbohidratos: 40.3g, Grasas: 0.8g

16.   Jugo de Manzana y Zanahoria

Ingredientes:

2 manzanas Gala grandes, sin piel y sin centro

3 zanahorias medianas, en rodajas

1 taza chirivías, en rodajas

¼ taza agua

1 cucharada jugo de limón fresco

Preparación:

Lavar las manzanas y remover el centro. Trozar y dejar a un lado.

Lavar las zanahorias y chirivías, y cortar en rodajas. Dejar a un lado.

Combinar las manzanas, zanahorias y chirivías en una juguera, y pulsar.

Transferir a un vaso y añadir el agua y jugo de limón. Decorar con menta y refrigerar antes de servir.

Información nutricional por porción: Kcal: 332, Proteínas: 5.4g, Carbohidratos: 100g, Grasas: 1.6g

17.　Jugo de Melón y Arándanos

Ingredientes:

1 gajo grande de melón dulce

1 taza arándanos frescos

1 limón entero, sin piel y por la mitad

1 pepino grande, en rodajas

Preparación:

Cortar el melón dulce por la mitad. Remover las semillas y cortar un gajo grande. Pelarlo, trozarlo y poner en un tazón. Reservar el resto en la nevera.

Lavar los arándanos bajo agua fría. Colar y dejar a un lado.

Pelar el limón y cortarlo por la mitad. Dejar a un lado.

Lavar el pepino y cortarlo en rodajas finas. Dejar a un lado.

Procesar el melón dulce, arándanos, limón y pepino en una juguera.

Transferir a un vaso y añadir hielo.

Servir inmediatamente.

Información nutricional por porción: Kcal: 202, Proteínas: 5.5g, Carbohidratos: 59.3g, Grasas: 1.7g

18.   Jugo Verde de Tomate

Ingredientes:

2 tazas Lechuga iceberg, en trozos

1 taza verdes de mostaza, en trozos

1 taza perejil, en trozos

1 pepino entero, en rodajas

1 tomate grande, en trozos

¼ cucharadita sal

Preparación:

Lavar la lechuga bajo agua fría. Trozar y dejar a un lado.

Combinar los verdes de mostaza y perejil en un colador. Lavar y colar. Trozar y dejar a un lado.

Lavar el pepino y cortarlo en rodajas finas. Dejar a un lado.

Lavar el tomate y ponerlo en un tazón. Trozar y reservar el jugo. Dejar a un lado.

Combinar la lechuga, verdes de mostaza, perejil, pepino y

tomate en una juguera, y pulsar. Transferir a un vaso y añadir la cúrcuma, sal y jugo de tomate.

Refrigerar 5 minutos antes de servir.

Información nutricional por porción: Kcal: 85, Proteínas: 7.6g, Carbohidratos: 25.3g, Grasas: 1.6g

19.   Jugo Dulce de Naranja

Ingredientes:

1 naranja grande, sin piel

1 durazno grande, sin piel

1 taza chirivías, en rodajas

1 cucharadita néctar de agave

Preparación:

Lavar el durazno y cortarlo por la mitad. Remover el carozo y trozar. Dejar a un lado.

Lavar las chirivías y trozar. Dejar a un lado.

Pelar la naranja y dividirla en gajos. Dejar a un lado.

Procesar la naranja, durazno y chirivías en una juguera. Transferir a un vaso y añadir el jarabe de agave.

Agregar hielo y servir inmediatamente.

Información nutricional por porción: Kcal: 177, Proteínas: 5.2g, Carbohidratos: 53.7g, Grasas: 1.1g

20. Jugo de Zanahoria y Kiwi

Ingredientes:

2 kiwis enteros, sin piel

1 taza zanahorias, en trozos

2 tazas repollo verde, rallado

1 pomelo entero, sin piel

1 cucharada miel cruda

Preparación:

Lavar las zanahorias y trozar. Dejar a un lado.

Pelar los kiwis y cortarlos por la mitad. Dejar a un lado.

Lavar el repollo y trozarlo. Dejar a un lado.

Lavar el pomelo y trozarlo. Dejar a un lado.

Procesar las zanahorias, kiwis, repollo y pomelo en una juguera. Transferir a un vaso y añadir la miel.

Servir inmediatamente.

Información nutricional por porción: Kcal: 219, Proteínas: 6.9g, Carbohidratos: 69g, Grasas: 1.5g

21.   Jugo de Manzana y Cantalupo

Ingredientes:

1 manzana Roja Deliciosa pequeña, sin centro

1 taza cantalupo, en cubos

1 taza col rizada fresca, en trozos

1 taza remolacha, en rodajas

¼ cucharadita jengibre, molido

Preparación:

Lavar la manzana y cortarla por la mitad. Remover el centro y trozar. Dejar a un lado.

Cortar el cantalupo por la mitad. Remover las semillas y cortar un gajo grande. Pelarlo y trozarlo. Rellenar un vaso medidor y reservar el resto en la nevera.

Lavar la col rizada bajo agua fría. Colar y trozar. Dejar a un lado.

Lavar la remolacha y recortar las partes verdes. Cortar en rodajas finas y rellenar un vaso medidor. Reservar el resto en la nevera.

Combinar la manzana, cantalupo, col rizada y remolacha en una juguera, y pulsar. Transferir a un vaso y añadir el jengibre.

Agregar hielo y servir inmediatamente.

Información nutricional por porción: Kcal: 181, Proteínas: 7g, Carbohidratos: 51.1g, Grasas: 1.4g

22.   Jugo Dulce de Pepino y Melón

Ingredientes:

1 pepino grande, en rodajas

1 gajo de melón dulce grande, en trozos

1 taza sandía, sin semillas

1 taza cantalupo, en cubos

1 cucharada miel líquida

Preparación:

Lavar el pepino y cortarlo en rodajas gruesas. Dejar a un lado.

Cortar el melón por la mitad. Remover las semillas, cortar un gajo grande y pelarlo. Trozar y poner en un tazón. Reservar el resto en la nevera.

Cortar la sandía por la mitad. Para una taza, necesitará un gajo grande. Pelar y trozar. Remover las semillas y dejar a un lado. Reservar el resto.

Cortar el cantalupo por la mitad. Remover las semillas y pulpa. Cortar dos gajos y pelarlos. Trozar y dejar a un lado.

Reservar el resto en la nevera.

Procesar el pepino, melón dulce, sandía y cantalupo en una juguera.

Transferir a un vaso y añadir la miel.

Servir inmediatamente.

Información nutricional por porción: Kcal: 201, Proteínas: 3.4g, Carbohidratos: 57.6g, Grasas: 0.8g

23.   Jugo de Guayaba y Lima

Ingredientes:

1 guayaba grande, sin piel

1 lima grande, sin piel

1 pepino grande

1 palta madura, sin carozo ni piel

2 onzas agua de coco

Preparación:

Pelar la guayaba y trozarla. Dejar a un lado.

Pelar la lima y cortarla por la mitad. Dejar a un lado.

Lavar el pepino y cortarlo en rodajas gruesas. Dejar a un lado.

Pelar la palta y cortarla por la mitad. Remover el carozo y trozar. Dejar a un lado.

Procesar la guayaba, lima, pepino y palta en una juguera. Transferir a un vaso y añadir el agua de coco.

Agregar hielo y servir inmediatamente.

Información nutricional por porción: Kcal: 352, Proteínas: 7.6g, Carbohidratos: 41.6g, Grasas: 30.3g

24.   Jugo de Zanahoria y Manzana

Ingredientes:

1 zanahoria grande, en rodajas

1 manzana Granny Smith pequeña, sin centro y en trozos

1 taza mango, en trozos

1 naranja mediana, en gajos

1 onza agua de coco

Preparación:

Lavar y pelar la zanahoria. Trozar y dejar a un lado.

Lavar la manzana y cortarla por la mitad. Remover el centro y trozar. Dejar a un lado.

Pelar el mango y trozarlo. Rellenar un vaso medidor y reservar el resto.

Pelar la naranja y dividirla en gajos. Dejar a un lado.

Combinar la zanahoria, manzana, mango y naranja en una juguera, y pulsar. Transferir a un vaso y añadir el agua de coco.

Servir inmediatamente.

Información nutricional por porción: Kcal: 189, Proteínas: 2.6g, Carbohidratos: 56.4g, Grasas:1.1g

25.   Jugo Dulce de Coco

Ingredientes:

½ taza agua de coco pura, sin endulzar

1 cucharadita néctar de agave

1 manzana Roja Deliciosa, sin piel y sin centro

1 alcachofa mediana, en trozos

1 taza espinaca fresca, en trozos

½ cucharadita jengibre, picado

Preparación:

Lavar la manzana y remover el centro. Trozar y dejar a un lado.

Recortar las hojas externas de la alcachofa. Trozar y dejar a un lado.

Lavar la espinaca bajo agua fría. Colar y trozar. Dejar a un lado.

Procesar la manzana, alcachofa y espinaca en una juguera.

Transferir a un vaso y añadir el jengibre, agua de coco y

néctar de agave.

Agregar hielo y servir inmediatamente.

Información nutricional por porción: Kcal: 195, Proteínas: 13.7g, Carbohidratos: 63.4g, Grasas: 1.3g

26. Jugo de Guayaba y Limón

Ingredientes:

1 guayaba entera, en trozos

2 limón enteros, sin piel

1 taza trozos de ananá

2 tazas espinaca, en trozos

½ taza agua de coco sin endulzar

Preparación:

Lavar la guayaba y trozarla.

Pelar los limones y cortarlos por la mitad. Dejar a un lado.

Cortar la parte superior del ananá y pelarlo. Trozar y reservar el resto en la nevera.

Lavar la espinaca bajo agua fría. Trozar y dejar a un lado.

Procesar la guayaba, limones, ananá y espinaca en una juguera. Transferir a vasos y añadir el agua de coco.

Agregar hielo y servir inmediatamente.

Información nutricional por porción: Kcal: 130, Proteínas: 4.8g, Carbohidratos: 43g, Grasas: 1.2g

27. Jugo de Remolacha y Coliflor

Ingredientes:

1 taza remolachas, recortadas

1 taza verdes de remolacha, en trozos

1 taza coliflor, en trozos

1 taza chirivías, en trozos

2 cucharadas menta fresca, en trozos

Preparación:

Lavar la remolacha y recortar las partes verdes. Trozar y dejar a un lado.

Recortar las hojas externas de la coliflor. Lavar y trozar. Dejar a un lado.

Lavar las chirivías y cortar en rodajas gruesas. Dejar a un lado.

Procesar la remolacha, verdes de remolacha, coliflor y chirivías en una juguera. Transferir a vasos y decorar con menta fresca antes de servir.

Información nutricional por porción: Kcal: 166, Proteínas: 9.9g, Carbohidratos: 52.3g, Grasas: 1.5g

28.   Jugo de Ananá y Menta

Ingredientes:

1 taza ananá, en trozos

1 taza menta fresca, trozada

1 taza pepino, en rodajas

1 guayaba entera, en trozos

1 onza agua de coco

Preparación:

Cortar la parte superior del ananá y pelarlo. Trozar, rellenar un vaso medidor y reservar el resto en la nevera. Dejar a un lado.

Lavar la menta y colar. Trozar y dejar a un lado.

Lavar el pepino y cortarlo en rodajas finas. Rellenar un vaso medidor y reservar el resto en la nevera.

Lavar y pelar la guayaba. Trozar y dejar a un lado.

Combinar el ananá, menta, pepino y guayaba en una juguera, y pulsar. Transferir a un vaso y añadir el agua.

Refrigerar 5 minutos antes de servir.

Información nutricional por porción: Kcal: 115, Proteínas: 3.6g, Carbohidratos: 35.2g, Grasas: 1.1g

29. Jugo de Palta y Lima

Ingredientes:

1 taza palta, sin piel ni carozo

1 lima grande, sin piel

2 gajos de melón dulce grande

5 cucharadas menta fresca

1 rodaja de ananá mediana, en trozos

Preparación:

Pelar la palta y cortarla por la mitad. Remover el carozo y trozar. Añadirla al tazón con el melón y dejar a un lado.

Pelar la lima y cortarla por la mitad. Dejar a un lado.

Cortar el melón dulce por la mitad. Remover las semillas y cortar un gajo grande. Pelarlo, trozarlo y poner en un tazón. Reservar el resto en la nevera.

Lavar las hojas de menta y remojar por 5 minutos.

Procesar la palta, lima, melón dulce, menta y ananá en una juguera. Transferir a un vaso y servir inmediatamente.

Información nutricional por porción: Kcal: 321, Proteínas: 5.2g, Carbohidratos: 46.8g, Grasas: 22.6g

30.   Jugo de Espinaca y Manzana

Ingredientes:

½ taza espinaca, en trozos

1 manzana Gala grande, sin centro

½ cucharadita jengibre, molido

1 pepino grande

¼ taza perejil fresco, en trozos pequeños

Preparación:

Lavar la espinaca y perejil. Colar y trozar. Dejar a un lado.

Remover el centro de la manzana y trozar. Poner en un tazón y dejar a un lado.

Trozar el pepino y combinarlo con la manzana.

Trozar el perejil y verdes de ensalada, y combinarlos con los otros ingredientes.

Procesar todo en una juguera. Transferir a un vaso y añadir el jengibre.

Agregar algunos cubos de hielo antes de servir.

Información nutricional por porción: Kcal: 96, Proteínas: 3.1g, Carbohidratos: 28.7g, Grasas: 1.2g

31.   Jugo de Tomate y Espárragos

Ingredientes:

3 tomates grandes, en trozos

1 taza espárragos, recortados y en trozos

4 zanahorias grandes, en rodajas

2 calabacines medianos, sin piel y en trozos

¼ cucharadita sal

Preparación:

Lavar los tomates y cortarlos en cuartos. Reservar el jugo.

Lavar las zanahorias y trozar. Dejar a un lado.

Pelar el calabacín y remover las semillas. Trozar y dejar a un lado.

Lavar los espárragos y remover las puntas. Trozar y dejar a un lado.

Combinar los tomates, zanahorias, calabacín y espárragos en una juguera, y pulsar.

Transferir a un vaso y añadir leche para ajustar el espesor.

Agregar la sal.

Servir inmediatamente.

Información nutricional por porción: Kcal: 92, Proteínas: 5.4g, Carbohidratos: 27.3g, Grasas: 0.9g

32.   Jugo de Jengibre y Granada

Ingredientes:

1 cucharadita jengibre fresco, rallado

½ taza semillas de granada

½ taza col rizada fresca, en trozos

1 manzana Granny Smith grande, sin centro

1 cucharada néctar de agave

Preparación:

Pelar el nudo de jengibre y rallarlo. Rellenar una cuchara y reservar el resto en la nevera.

Cortar la parte superior de la granada y deslizar hacia las membranas blancas. Remover las semillas a un tazón mediano.

Lavar la col rizada. Colar y trozar. Dejar a un lado.

Lavar la manzana y remover el centro. Trozar y dejar a un lado.

Procesar la granada, col rizada y manzana en una juguera.

Transferir a vasos y añadir el jengibre. Agregar agua para ajustar el espesor, y luego el néctar de agave.

Servir inmediatamente.

Información nutricional por porción: Kcal: 194, Proteínas: 6.2g, Carbohidratos: 54.2g, Grasas: 2.4g

33.   Jugo de Limón y Chía

Ingredientes:

1 limón entero, sin piel

3 cucharadas semillas de chía

1 pimiento amarillo grande, sin semillas

1 manzana Roja Deliciosa grande, sin centro

Preparación:

Pelar el limón y cortarlo en cuartos. Dejar a un lado.

Lavar el pimiento y cortarlo por la mitad. Remover las semillas y picar.

Lavar la manzana y remover el centro. Trozar y dejar a un lado.

Combinar el pimiento, manzana y limón en una juguera. Pulsar.

Transferir a un vaso y añadir las semillas de chía. Agregar 2-3 cucharadas de agua.

Revolver y servir inmediatamente.

Información nutricional por porción: Kcal: 135, Proteínas: 4.2g, Carbohidratos: 31.3g, Grasas: 6.2g

34.　Jugo de Alcachofa y Espinaca

Ingredientes:

1 taza alcachofa, en trozos

1 taza espinaca fresca, en trozos

1 taza palta, en cubos

1 taza repollo verde, en trozos

¼ cucharadita polvo de jengibre

Preparación:

Recortar las hojas externas de la alcachofa. Trozar y rellenar un vaso medidor. Reservar el resto.

Combinar la espinaca y repollo en un colador grande. Lavar bajo agua fría y colar. Trozar y dejar a un lado.

Pelar la palta y cortar por la mitad. Remover el carozo y cortar en cubos pequeños. Rellenar un vaso medidor y reservar el resto en la nevera.

Combinar la alcachofa, espinaca, palta y repollo en una juguera, y pulsar. Transferir a un vaso y añadir el polvo de jengibre.

Refrigerar 10 minutos antes de servir.

Información nutricional por porción: Kcal: 282, Proteínas: 15.4g, Carbohidratos: 42.6g, Grasas: 23.2g

35.   Jugo de Limón y Mango

Ingredientes:

2 limón enteros, sin piel y por la mitad

1 taza mango, en trozos

1 pomelo entero, sin piel y en gajos

1 manzana Roja Deliciosa pequeña, sin centro

¼ cucharadita jengibre, molido

1 cucharada néctar de agave

Preparación:

Pelar los limones y cortarlos por la mitad. Dejar a un lado.

Pelar el mango y trozarlo. Rellenar un vaso medidor y reservar el resto. Dejar a un lado.

Pelar el pomelo y dividirlo en gajos. Cortar cada gajo por la mitad y dejar a un lado.

Lavar la manzana y cortarla por la mitad. Remover el centro y trozar. Dejar a un lado.

Combinar el limón, mango, pomelo y manzana en una

juguera, y pulsar. Transferir a un vaso y añadir el jengibre, leche y néctar de agave.

Añadir algunos cubos de hielo y servir inmediatamente.

Información nutricional por porción: Kcal: 155, Proteínas: 4.5g, Carbohidratos: 23.8g, Grasas: 1.8g

36. Jugo de Jengibre y Ciruela

Ingredientes:

1 ciruela entera, en trozos

¼ cucharadita jengibre, molido

1 taza cantalupo, en trozos

1 taza menta fresca, trozada

1 naranja grande, sin piel

Preparación:

Cortar el cantalupo por la mitad. Remover las semillas y pulpa. Cortar y pelar un gajo grande. Trozar y rellenar un vaso medidor. Reservar el resto en la nevera.

Lavar la menta bajo agua fría. Trozar y dejar a un lado.

Pelar la naranja y dividirla en gajos. Cortar cada gajo por la mitad y dejar a un lado.

Lavar la ciruela y cortarla por la mitad. Remover el carozo y trozar. Dejar a un lado.

Combinar la ciruela, cantalupo, menta y naranja en una juguera, y pulsar. Transferir a un vaso y añadir el jengibre.

Servir inmediatamente.

Información nutricional por porción: Kcal: 151, Proteínas: 4.4g, Carbohidratos: 45.6g, Grasas: 0.9g

37. Jugo Agrio de Fuji y Canela

Ingredientes:

1 manzana Fuji grande, sin centro

1 lima entera, sin piel

¼ cucharadita canela molida

1 taza sandía, en trozos

1 banana grande, en trozos

1 taza menta fresca, trozada

Preparación:

Lavar la manzana y cortarla por la mitad. Remover el centro y trozar. Dejar a un lado.

Pelar la lima y cortarla por la mitad. Dejar a un lado.

Lavar la menta bajo agua fría. Colar y trozar. Dejar a un lado.

Cortar la sandía por la mitad, cortar un gajo grande y pelarlo. Trozar, remover las semillas y rellenar un vaso medidor. Dejar a un lado.

Pelar la banana y trozarla. Dejar a un lado.

Combinar la manzana, lima, sandía, banana y menta en una juguera, y pulsar. Transferir a un vaso y añadir la canela.

Agregar hielo picado y servir inmediatamente.

Información nutricional por porción: Kcal: 236, Proteínas: 4.6g, Carbohidratos: 66.4g, Grasas: 1.1g

38.   Jugo de Limón y Miel

Ingredientes:

1 limón entero, sin piel

1 cucharadita miel líquida

1 taza pomelo, en trozos

2 naranjas grandes, sin piel

¼ cucharadita de jengibre, molido

Preparación:

Pelar el limón y cortarlo en cuartos. Dejar a un lado.

Pelar el pomelo y dividirlo en gajos. Cortar cada gajo por la mitad y dejar a un lado.

Pelar las naranjas y dividirlas en gajos. Dejar a un lado.

Lavar las hojas de col rizada y trozarlas.

Procesar el limón, pomelo y naranjas en una juguera. Transferir a vasos y añadir agua para ajustar el espesor. Agregar la miel líquida y el jengibre.

Servir inmediatamente.

Información nutricional por porción: Kcal: 128, Proteínas: 7.3g, Carbohidratos: 34.5g, Grasas: 1.1g

39. Jugo de Naranja y Canela

Ingredientes:

1 naranja grande, sin piel

2 zanahorias grandes, en rodajas

1 taza frutillas frescas

2 manzanas Granny Smith grandes, sin centro

¼ cucharadita canela molida

Preparación:

Pelar la naranja y dividirla en gajos. Dejar a un lado.

Lavar las zanahorias y trozarlas. Dejar a un lado.

Lavar las frutillas y cortarlas por la mitad. Dejar a un lado.

Lavar las manzanas y cortarlas por la mitad. Remover el centro y trozar. Dejar a un lado.

Procesar la naranja, zanahorias, frutillas y manzanas en una juguera. Transferir a un vaso y añadir la canela. Puede añadir agua.

Refrigerar 15 minutos antes de servir.

Información nutricional por porción: Kcal: 104, Proteínas: 3.9g, Carbohidratos: 31.2g, Grasas: 1.1g

40.   Jugo de Granada y Lima

Ingredientes:

1 taza semillas de granada

1 lima entera, sin piel

1 manzana Granny Smith pequeña, sin centro

1 taza arándanos

¼ cucharadita jengibre, molido

2 onzas agua

Preparación:

Cortar la parte superior de la granada y deslizar hacia la membrana blanca. Remover las semillas a un vaso medidor y dejar a un lado.

Pelar la lima y cortarla por la mitad. Dejar a un lado.

Lavar la manzana y cortarla por la mitad. Remover el centro y trozar. Dejar a un lado.

Lavar los arándanos usando un colador y colar. Dejar a un lado.

Combinar las semillas de granada, lima, manzana y arándanos en una juguera, y pulsar. Transferir a un vaso y añadir el jengibre y agua.

Refrigerar 5 minutos antes de servir.

Información nutricional por porción: Kcal: 206, Proteínas: 3.3g, Carbohidratos: 61.1g, Grasas: 1.8g

41.   Jugo de Jengibre y Banana

Ingredientes:

1 banana, en rodajas

¼ cucharadita polvo de jengibre

1 tallo de apio grande, en trozos

1 manzana Granny Smith grande, sin centro

1 cucharada jugo de aloe

1 taza pepino, en rodajas

Preparación:

Pelar y trozar la banana. Dejar a un lado.

Lavar el tallo de apio y trozarlo. Dejar a un lado.

Lavar la manzana y cortarla por la mitad. Remover el centro y trozar. Dejar a un lado.

Lavar el pepino y cortarlo en rodajas finas. Rellenar un vaso medidor y reservar el resto. Dejar a un lado.

Combinar la banana, apio, manzana y pepino en una juguera, y pulsar.

Transferir a un vaso y añadir el jugo de aloe y jengibre.

Agregar hielo picado y servir inmediatamente.

Información nutricional por porción: Kcal: 174, Proteínas: 2.7g, Carbohidratos: 50.3g, Grasas: 0.8g

42.   Jugo de Pepino y Calabacín

Ingredientes:

1 taza pepino, en rodajas

1 calabacín pequeño, en trozos

1 taza berro, en trozos

1 taza chirivías, en rodajas

¼ cucharadita jengibre, molido

1 onza agua

Preparación:

Lavar el berro bajo agua fría. Colar y trozar. Dejar a un lado.

Lavar el pepino y cortarlo en rodajas finas. Rellenar un vaso medidor y reservar el resto. Dejar a un lado.

Pelar el calabacín y cortarlo en rodajas finas. Dejar a un lado.

Lavar las chirivías y remover las partes verdes. Pelar y cortar en rodajas. Dejar a un lado.

Combinar el berro, pepino, calabacín y chirivías en una juguera, y pulsar. Transferir a un vaso y añadir el agua y jengibre.

Agregar hielo y servir inmediatamente.

Información nutricional por porción: Kcal: 100, Proteínas: 4.2g, Carbohidratos: 29.9g, Grasas: 0.9g

43. Jugo de Manzana y Jengibre

Ingredientes:

1 manzana Dorada Deliciosa pequeña, sin centro

1 nudo de jengibre pequeño, sin piel y en rodajas

1 pera pequeña, sin centro y en trozos

1 banana mediana, sin piel y en trozos

1 taza espinaca fresca, en trozos

Preparación:

Lavar la manzana y cortarla por la mitad. Remover el centro y trozar. Dejar a un lado.

Pelar el nudo de jengibre y trozarlo. Dejar a un lado.

Lavar la pera y remover el centro. Trozar y dejar a un lado.

Pelar la banana y trozarla. Dejar a un lado.

Lavar la espinaca bajo agua fría. Colar y trozar. Dejar a un lado.

Combinar la manzana, jengibre, pera, banana y espinaca en una juguera, y pulsar. Transferir a un vaso y refrigerar por 10-15 minutos antes de servir.

Información nutricional por porción: Kcal: 247, Proteínas: 1.7g, Carbohidratos: 73.9g, Grasas: 1.7g

44. Jugo de Menta y Cantalupo

Ingredientes:

1 manzana Roja Deliciosa pequeña, sin centro

1 gajo grande de cantalupo, en trozos

1 taza menta fresca, en trozos

1 taza verdes de mostaza, en trozos

1 onza leche

Preparación:

Cortar el cantalupo por la mitad. Cortar un gajo grande y pelarlo. Trozar y dejar a un lado. Reservar el resto en la nevera.

Combinar la menta y verdes de mostaza en un colador, y lavar bien. Colar y trozar. Dejar a un lado.

Lavar la manzana y cortarla por la mitad. Remover el centro y trozar. Dejar a un lado.

Combinar el cantalupo, menta, manzana y verdes de mostaza en una juguera, y pulsar.

Transferir a un vaso y añadir el agua. Refrigerar 10

minutos antes de servir.

Información nutricional por porción: Kcal: 152, Proteínas: 5.6g, Carbohidratos: 41.7g, Grasas: 1.3g

45.   Jugo de Naranja y Brócoli

Ingredientes:

1 naranja grande, sin piel

1 taza brócoli, en trozos

2 onzas agua de coco

1 lima entera, sin piel y por la mitad

1 taza pepino, en rodajas

¼ cucharadita jengibre, molido

Preparación:

Pelar la naranja y dividirla en gajos. Cortar cada gajo por la mitad y dejar a un lado.

Lavar el brócoli y recortar las hojas externas. Trozar y rellenar un vaso medidor. Reservar el resto en la nevera.

Pelar la lima y cortarla por la mitad. Dejar a un lado.

Lavar el pepino y cortarlo en rodajas finas. Rellenar un vaso medidor y reservar el resto.

Combinar la naranja, brócoli, lima y pepino en una

juguera, y pulsar. Transferir a un vaso y añadir el agua de coco y jengibre. Agregar hielo y servir inmediatamente.

Información nutricional por porción: Kcal: 106, Proteínas: 4.8g, Carbohidratos: 33.3g, Grasas: 0.6g

46.   Jugo de Vegetales Verdes

Ingredientes:

1 taza verdes de ensalada, en trozos

¼ cucharadita jengibre, molido

1 cucharadita polvo de té verde

2 tazas espinaca, en trozos

1 taza berro, en trozos

1 taza col rizada, en trozos

1 onza agua

Preparación:

Combinar los verdes de espinaca, berro y col rizada en un colador. Lavar bajo agua fría, colar y trozar.

Poner el polvo de té verde en un tazón pequeño. Añadir 3 cucharadas de agua caliente y revolver. Dejar reposar 3 minutos.

Combinar la acelga, espinaca, berro y col rizada en una juguera, y pulsar. Transferir a un vaso y añadir el jengibre y agua.

Refrigerar 10 minutos antes de servir.

Información nutricional por porción: Kcal: 87, Proteínas: 16.3g, Carbohidratos: 22.9g, Grasas: 2.4g

47.   Jugo Tropical de Pomelo y Jengibre

Ingredientes:

1 pomelo entero, sin piel

¼ cucharadita jengibre, molido

1 taza papaya, en trozos

1 naranja grande, sin piel

1 taza pepino, en rodajas

2 cucharadas agua de coco

Preparación:

Pelar la papaya y trozarla. Rellenar un vaso medidor y reservar el resto en la nevera.

Pelar el pomelo y naranja. Dividir en gajos. Cortar cada gajo por la mitad y dejar a un lado.

Lavar el pepino y cortarlo en rodajas finas. Rellenar un vaso medidor y reservar el resto.

Combinar el pomelo, papaya, naranja y pepino en una juguera, y pulsar.

Transferir a un vaso y añadir el jengibre y agua de coco.

Refrigerar 10 minutos antes de servir.

Información nutricional por porción: Kcal: 214, Proteínas: 4.6g, Carbohidratos: 65.4g, Grasas: 1g

48.   Jugo de Frutilla y Menta

Ingredientes:

1 taza frutillas, en trozos

1 taza menta fresca, trozada

1 manzana Dorada Deliciosa pequeña, sin centro y en trozos

¼ cucharadita canela molida

1 taza melón dulce, en cubos

Preparación:

Lavar las frutillas y remover las hojas. Trozar y dejar a un lado.

Lavar la menta y colar. Trozar y dejar a un lado.

Lavar la manzana y cortarla por la mitad. Remover el centro y trozar. Dejar a un lado.

Cortar el melón por la mitad y cortar un gajo grande. Pelarlo y trozarlo. Remover las semillas y rellenar un vaso medidor. Reservar el resto en la nevera.

Combinar las frutillas, menta, manzana y melón en una

juguera, y pulsar. Transferir a un vaso y añadir la canela.

Agregar hielo picado y servir inmediatamente.

Información nutricional por porción: Kcal: 153, Proteínas: 3.5g, Carbohidratos: 43.3g, Grasas: 1.1g

OTROS TITULOS DE ESTE AUTOR

70 Recetas De Comidas Efectivas Para Prevenir Y Resolver Sus Problemas De Sobrepeso: Queme Calorías Rápido Usando Dietas Apropiadas y Nutrición Inteligente

Por Joe Correa CSN

48 Recetas De Comidas Para Eliminar El Acné: ¡El Camino Rápido y Natural Para Reparar Sus Problemas de Acné En 10 Días O Menos!

Por Joe Correa CSN

41 Recetas De Comidas Para Prevenir el Alzheimer: ¡Reduzca El Riesgo de Contraer La Enfermedad de Alzheimer De Forma Natural!

Por Joe Correa CSN

70 Recetas De Comidas Efectivas Para El Cáncer De Mama: Prevenga Y Combata El Cáncer De Mama Con una Nutrición Inteligente y Alimentos Poderosos

Por Joe Correa CSN

www.ingramcontent.com/pod-product-compliance
Lightning Source LLC
Chambersburg PA
CBHW030258030426
42336CB00009B/430